Annette Kerckhoff
Was tun bei Prüfungsangst

Was tun bei

Prüfungsangst

Akupunktur und Naturheilkunde

Annette Kerckhoff

KVC | VERLAG

KVC Verlag
Karl und Veronica Carstens-Stiftung
Am Deimelsberg 36, 45276 Essen
Tel.: (0201) 56305 0, Fax: (0201) 56305 30

www.kvc-verlag.de

Kerckhoff, Annette
Was tun bei Prüfungsangst –
Akupunktur und Naturheilkunde

Wichtiger Hinweis: Für Angaben über Dosierungsanweisungen und Applikationsformen kann vom Verlag keine Gewähr übernommen werden. Jede Dosierung oder Applikation erfolgt auf eigene Gefahr des Benutzers. Geschützte Warennamen (Warenzeichen) werden nicht besonders kenntlich gemacht.

ISBN 978-3-933351-97-5

Umschlaggestaltung: eye-d Designbüro, Essen
Druck: Union Betriebs-GmbH, Rheinbach

Inhalt

Einleitung

Wohl jeder Mensch kennt die Aufregung, die einen unmittelbar vor einer Prüfung, einem Wettkampf, einem Bewerbungsgespräch, einer Rede oder einem öffentlichen Auftritt ergreift: Die Hände werden schwitzig, der Mund wird trocken, die Nervosität schlägt auf den Magen – und das Gelernte, gut Vorbereitete scheint völlig vergessen, der Kopf leer. Gerade bei Prüfungen kann schon Tage vorher die Panik ausbrechen, so dass man keinen Schlaf findet, regelrecht neben sich steht, von Selbstzweifeln geplagt wird.

Dieser Zustand der Prüfungsangst, des Lampenfiebers, der Anspannung vor einer Leistungsanforderung ist an sich völlig normal und physiologisch von der Natur durchaus gewollt: Schließlich dient er dazu, Körper und Geist auf ein Leistungsmaximum vorzubereiten.

Mitunter wird jedoch die Angst so stark, dass die damit verbundenen Symptome und Beschwerden belasten und blockieren. Dann sollten Sie gegensteuern, damit Sie im entscheidenden Moment die Ruhe bewahren.

Komplementärmedizin und Naturheilkunde bieten zahlreiche Ansätze, um im Vorfeld und in der akuten Lern- und Prüfungssituation zu stärken und zu stabilisieren. Im besten Fall kommt es dann erst gar nicht zu ausgeprägter Prüfungsangst, weil der Stress im Vorfeld besser abgebaut werden kann. Bewegung, gezielte Ernährung und Entspannungsmaßnahmen können, das zeigen Erfahrung wie Wissenschaft, einen Puffer gegen Stress bieten.

Darüber hinaus gibt es aus dem Bereich der Komplementärmedizin auch Hilfe für die akute Situation direkt vor und während der Prüfung: ob Ohrakupunktur, Ohrakupressur, Homöopathie oder Pflanzenheilkunde – das Spektrum der unterstützenden Möglichkeiten ist groß.

Bereits Ende der 1990er Jahre wurde von der Carstens-Stiftung eine experimentelle Studie zur Wirkung der Ohrakupunktur auf Psyche und Hormone in einer akuten Stresssituation gefördert. Diese von Holger Brockmeyer durchgeführte Untersuchung stellt die Basis des vorliegenden Ratgebers dar. Sie wird weiter unten im Kapitel „Der Tipp aus der Wissenschaft" noch näher beschrieben

Für diesen Ratgeber wurde zudem von Daniela Hacke, der Bibliothekarin der Carstens-Stiftung, eine wissenschaftliche Recherche durchgeführt,

die wertvolle Hinweise über Studien zu Prüfungsangst und Angst lieferte.
Im Laufe der Recherche wurde Folgendes deutlich: Welche Strategie individuell hilft, um die Aufregung zu bekämpfen und die Nerven zu bewahren, kann sehr unterschiedlich sein – man sieht es an den vielen verschiedenen kleinen und großen Talismanen, die Prüflinge in Prüfungen begleiten.
Wir haben es hier also mit einem Thema zu tun, bei dem die subjektive Wahl von großer Bedeutung ist, das Gefühl: „Genau diese Maßnahme tut mir gut". Aus diesem Grunde wurde für den vorliegenden Ratgeber nicht nur die an objektiven Standards orientierte Wissenschaft als Quelle herangezogen, sondern auch die therapeutische Literatur, die Ratgeberliteratur und dokumentierte Erfahrungen.
So möchte ich Ihnen hiermit verschiedene Bausteine erfolgreicher Selbsthilfestrategien vorstellen – in der Hoffnung, dass Maßnahmen dabei sind, die auch Ihnen helfen, die nächste Prüfung entspannter, gelassener und vor allem angstfreier anzugehen.
Mein Dank gilt Holger Brockmeyer für seine aufschlussreiche Studie, Daniela Hacke für die

Recherche, Dr. Harald Hoppe für seine Ernährungstipps für Prüfungszeiten und Dr. Matthias Wischner für die Empfehlung homöopathischer Arzneimittel.

Berlin im August 2010
Annette Kerckhoff

Stress und Prüfungsangst

Was ist Stress?

Eine der wichtigsten Stressdefinitionen stammt aus dem Jahr 1936 von dem österreichisch-kanadischen Arzt Hans Selye, der Stress als „unspezifische, psychische und somatische Reaktion des Körpers auf jegliche Anforderung“ definiert. Diese Anforderungen werden als Stressoren bezeichnet. In anderen Worten: Stressoren sind alle Beanspruchungen des Menschen, alle Faktoren, die Stress erzeugen. Dies können ganz einfache physikalische Zustände sein wie Lärm, Hunger oder Hitze, aber auch Gefahren, Bedrohungssituationen (auch das Gefühl der Bedrohung reicht schon, um die Stressreaktion in Psyche und Körper auszulösen) und – wie in der Prüfung – Situationen, in denen eine bestimmte Leistung erbracht werden muss. Man nennt derartige Anforderungen auch „Leistungsstressoren“. Sie können mit sehr starken Belastungen einhergehen, insbesondere dann, wenn man sich von den Anforderungen überfordert fühlt. In Selyes Stresskonzept wird dabei zwischen Eustress und Distress unterschieden. Eustress regt an, mobili-

siert. Distress führt zu Überforderung und letztlich zu Erschöpfung.
Der menschliche Körper nun reagiert auf eine ganz bestimmte Art und Weise auf all diese verschiedenen Stressoren: Im vegetativen Nervensystem wird der Sympathikus, ein Schenkel des vegetativen Nervensystems, aktiviert. Der Sympathikus ist für Aktivität, Leistung und Energieabbau zuständig, aber auch für die schnelle Reaktion auf äußere Reize. Er sorgt für die Durchblutung von Herz, Lunge und Skelettmuskeln, drosselt aber die Aktivität von Magen, Darm, Nieren, Leber etc. Unter Einfluss des Sympathikus werden Atmung und Herzschlag beschleunigt, der Blutdruck steigt, in den Nebennieren werden „Stresshormone" wie das Adrenalin ausgeschüttet.

Prüfungsangst allgemein

Jede Prüfung stellt eine akute hohe Leistungsanforderung dar. Im Moment der Prüfung muss der Prüfling möglichst Bestleistung im Hinblick auf Konzentration, Gedächtnis, Denkfähigkeit bzw. die körperliche Leistungsfähigkeit bei praktischen Prüfungen, Sportwettkämpfen etc. erbrin-

gen. Für diesen Moment hat er trainiert, auf diesen Moment kommt es an.
Im Körper stellt diese (erwartete) Leistungsanforderung einen massiven Stressreiz, eine unmittelbare Stimulation des Sympathikus dar. Diese (vegetative) Situation dient dazu, in der bevorstehenden Situation, d. h. in der Prüfung, möglichst leistungsfähig zu sein. Kommt es jedoch, wie oben bereits beschrieben, zu einem Distress, d. h. wird der Stress als übermäßig empfunden, kann dies zu Beschwerden und Leistungseinbußen führen.
Prüfungsangst, d. h. Angstzustände, die im Zusammenhang mit akuten Leistungsanforderungen auftreten, kann mit unterschiedlichen Beschwerden einhergehen, die in verschiedenen Schweregraden auftreten: Sie reichen von leichter Nervosität vor der Prüfung über deutliche körperliche und psychische Beschwerden bis hin zum völligen Versagen in der Prüfungssituation selbst, dem *Blackout*.
Die folgende Tabelle verdeutlicht einige typische Beschwerden im Vorfeld der Prüfung und während der Prüfung.

Körperliche Beschwerden, gedankliche Symptome und Verhaltensauffälligkeiten in der Prüfungssituation

Körperliche Beschwerden aufgrund von Sympathikus-Stimulation	**Gedankliche Symptome**	**Problematische Verhaltensweisen im Vorfeld von Prüfungen**
<u>In der Prüfungssituation:</u> - Schwitzen, schwitzige Hände - Trockener Mund - Übelkeit - Plötzlicher Harn- oder Stuhldrang - Schwindel - Rote Flecken - Herzklopfen - Veränderungen der Atmung	<u>In der Prüfungssituation:</u> - Denkblockaden - Konzentrations-, Aufmerksamkeits- und Merkfähigkeitsstörungen - Selbstzweifel - Beeinträchtigung des aufgabenbezogenen Denkens (*Blackout*) - Beeinträchtigung der Wiedergabe des Gelernten	<u>Direkt vor der Prüfungssituation:</u> - Vermeidungsverhalten bzw. „Fluchtverhalten“, z. B. Verschieben der Prüfung

Körperliche Beschwerden aufgrund von Sympathikus-Stimulation	**Gedankliche Symptome**	**Problematische Verhaltensweisen im Vorfeld von Prüfungen**
	→ Aufmerksamkeit auf körperliche Angstsymptomatik → Weitere Probleme, sich auf Prüfungsstoff zu konzentrieren	
<u>Im Vorfeld:</u> - Schlafstörungen - Konzentrationsstörungen - Heißhunger auf Süßes - Innere Unruhe - Kopfschmerzen - Durchfallneigung - Verstopfung	<u>Im Vorfeld:</u> - Verhinderung von optimaler Informationsaufnahme - Beeinträchtigung des Lernens durch negative Gedanken an die Prüfungssituation - Grübeln	<u>Im Vorfeld:</u> - Unregelmäßiges, oft ungesundes Essen - Hoher Zuckerkonsum (Schokolade) - Hoher Nikotin-, Kaffee- und Alkoholkonsum

Körperliche Beschwerden aufgrund von Sympathikus-Stimulation	**Gedankliche Symptome**	**Problematische Verhaltensweisen im Vorfeld von Prüfungen**
- Übelkeit - Müdigkeit - Emotionale Labilität (z. B. Unruhe und Stimmungsschwankungen bis hin zu Panikattacken, Heulkrämpfen)		- Wenig Bewegung - Wenig Schlaf

Die Erfahrung zeigt – und verschiedene psychologische Studien belegen dies – dass Menschen außerordentlich unterschiedlich mit Prüfungssituationen umgehen: Nicht immer sind diejenigen, die sich besonders gut und gründlich vorbereitet haben, auch am ruhigsten und die am schlechtesten Vorbereiteten diejenigen, bei denen die Prüfungsangst besonders stark auftritt. Im Gegenteil: Oft ist es genau umgekehrt. Und auch der Umgang mit Zeitdruck kann außerordentlich variieren: Viele Menschen können überhaupt nicht unter Zeitdruck arbeiten, sind wie blockiert, können nichts mehr aufnehmen. Andere laufen erst kurz vor der Prüfung zu Hochformen auf, sind in der Prüfung gelassen und „cool", selbst wenn sie sich kaum vorbereitet haben. Beneidenswert!
Auch die Art, wie bei einheitlich guter Vorbereitung die Prüfung selbst bewältigt wird, kann sehr unterschiedlich sein: Manche Menschen bringen in der Prüfung selbst sehr gute Leistungen. Andere bringen diese Leistungen im Training, in der eigentlichen Prüfung selbst kommt es zu einem deutlichen Leistungsabfall. Man spricht hier auch von „Trainingsweltmeistern".

Unabhängig von diesen individuellen Unterschieden muss zwischen der real begründeten Angst und der irrationalen, übertriebenen Angst unterschieden werden. Wenn man eine schwere Prüfung mit umfangreichem Stoff und einem bekanntermaßen strengen Prüfer vor sich hat, diese Prüfung vielleicht sogar nur einmal absolvieren kann, ist die Prüfungsangst völlig normal – und steigt verständlicherweise, wenn man kurz vor der Prüfung realisiert, wie viel zu lernen war, dass die Anforderungen höher sind, man sich mit Unwichtigem aufgehalten hat und die Zeit eigentlich nicht reicht, um den Lernstoff durchzuarbeiten.

Eine solche, real begründete Angst kann als normal eingestuft werden, sie lässt sich durch Lernstrategien und gutes Zeitmanagement mit zielorientiertem Lernen, rechtzeitigem Beginn etc. meistern.

Übertriebene Prüfungsangst und *Blackout*

Die Prüfungsangst muss als übertrieben bis neurotisch bezeichnet werden, wenn die Anforderungen gut bewältigt werden können, man gut vorbereitet in die Prüfung geht, die Prüfer wohlwollend sind, die Prüfung wiederholt werden kann – und dennoch eine starke Prüfungsangst auftritt.

Eine besondere Form der Prüfungsangst ist der *Blackout* in der Prüfungssituation selbst. Es kommt zu einer Denkblockade: Die Angst manifestiert sich auf der Denkebene, so dass das Gelernte nicht mehr abgerufen werden kann. Diese Denkblockade kann im Laufe einer Prüfung noch zunehmen und zu einem wahren Teufelskreis führen: Die geforderte richtige Antwort fällt einem nicht ein, die Selbstzweifel beginnen, man versucht verzweifelt, die Antwort zu rekonstruieren, die Pause ist unerträglich, man möchte aufgeben, hat das Gefühl zu versagen, gibt eine Antwort, die dann doch falsch ist, nun kann man sich gar nicht mehr konzentrieren, sieht die eigenen Felle davonschwimmen, ärgert sich über sich selbst, verzweifelt – und gibt auf. Eine Situation, die wohl jeder mehr oder minder kennt.

Der Tipp aus der Wissenschaft: Ohrakupunktur bei Prüfungsangst

Gegen die Prüfungsangst gibt es erfolgreiche Strategien. Auf den folgenden Seiten geht es zunächst um Hinweise aus der Wissenschaft, um klinische Studien und ihre Ergebnisse. Dazu einige Informationen zu den verwendeten Begriffen:

Klinische Studie: Studie, in der die Wirkung verschiedener Behandlungen am Menschen untersucht wird.
Einfachblind: Der Patient weiß nicht, welche Therapie er erhält, der Arzt weiß es.
Doppelblind: Sowohl der Patient als auch der Arzt wissen nicht, wer welche Therapie erhält.
Randomisiert: Per Zufall wird entschieden, welche Therapie der Patient erhält, bzw. welcher Gruppe (Verumgruppe, Placebogruppe) er zugeordnet wird.
Placebokontrolliert: In einer Kontrollgruppe erhalten die Patienten eine Scheintherapie, die der echten Therapie (Verumtherapie) äußerlich ähnelt, jedoch keine Wirkstoffe enthält. Bei zahlreichen nichtmedikamentösen Verfahren ist die Placebokontrolle nicht möglich, z. B. bei jeder Yogastudie.

Signifikant: Der Begriff „signifikant“ stammt aus der Statistik und beschreibt Ergebnisse, die nach statistischen Berechnungen nicht vom Zufall bestimmt sein können. Je signifikanter ein Ergebnis, desto wahrscheinlicher ist ein tatsächlicher Unterschied (z. B. zwischen der Placebo- und der Verumgruppe).

Die Studie der Carstens-Stiftung

In einer von der Carsten-Stiftung geförderten Studie, der Doktorarbeit von Holger Brockmeyer, wurde der Effekt von Ohrakupunktur bei Stressbelastung geprüft. Diese Stressbelastung wurde durch eine simulierte Situation, bei der von den Probanden verlangt wurde, aus dem Stegreif heraus eine öffentliche Rede zu halten, erzeugt. Die Studie war randomisiert und doppelblind, es gab drei Behandlungsformen: Ohrakupunktur, Placebo-Lasertherapie und Placebo-Akupunktur. Eingeschlossen waren 96 Personen.

Wie nun kann man sich eine solche Studie vorstellen? Alle Probanden erhielten zu Beginn Fragebögen zur momentanen subjektiven Befindlichkeit und eine Messung des Cortisols im Speichel. Cortisol ist ein Hormon, das in besonderem Maße bei Stress ausgeschüttet wird und damit einen wichtigen Indikator für Stress

damit einen wichtigen Indikator für Stress darstellt. Den Teilnehmern der „Stressgruppen“ wurde anschließend eröffnet, sie müssten eine halbe Stunde später eine Rede zu einem noch unbekannten Thema vor einer Expertengruppe halten. Das Thema wurde ihnen 25 Minuten später, d. h. fünf Minuten vor dem eigentlichen Redebeginn, bekannt gegeben: In ihrer fünfminütigen Rede sollten sie sich für ihren Traumjob bewerben. Die Studienteilnehmer wurden dann in einen Raum geführt, in dem eine Kamera aufgebaut war und auf einem Monitor eine dreiköpfige Expertenkommission zu sehen war, die – so wurde fälschlicherweise angegeben – im Nachbarzimmer sitze und zuhöre. Tatsächlich aber handelte es sich um einen vorher aufgezeichneten Film, der bei allen Testpersonen gleich ablief. Alle Teilnehmer der „Stressgruppen“ wurden nun auf die eine oder andere Weise behandelt – mit Ohrakupunktur, Placebo-Lasertherapie oder Placebo-Akupunktur. Bei der Ohrakupunktur wurde mit Akupunkturnadeln an tatsächlichen Akupunkturpunkten genadelt (und die Akupunkturnadeln im Ohr belassen), bei der Placebo-Akupunktur wurden „falsche“ Punkte (Nicht-Akupunkturpunkte) genadelt. In beiden

Fällen wurden die Ohren mit einer Ohrmaske verdeckt, um den Versuchsleiter, der nicht über die Art der Behandlung informiert sein sollte, zu verblinden. Die Akupunkturnadeln wurden ca. 20 Minuten in den Punkten belassen. Bei der Laser-Akupunktur, ebenfalls als Placebokontrolle gedacht, wurden die echten Akupunkturpunkte mit einem kleinen Laser-Akupunkturgerät behandelt, d. h. das Gerät auf die Punkte aufgesetzt und für mehrere Minuten hier belassen, der Laser jedoch nicht eingeschaltet.
Im folgenden einige Informationen zu Akupunktur und Ohrakupunktur.

Akupunktur

Die Akupunktur stellt neben der Kräuterheilkunde und einfachen physikalischen Maßnahmen eine wichtige Therapieform der Traditionellen Chinesischen Medizin (TCM) dar. Sie bezeichnet das Einstechen von Nadeln an bestimmten Punkten auf den so genannten „Meridianen", das sind energetische Leitbahnen, welche die Hautoberfläche mit Muskeln und inneren Organen verbinden. Durch die Meridiane fließt, so die Vorstellung, die Lebensenergie *Qi*, wobei sich

der Mensch stets im Spannungsfeld der polaren Kräfte *Yin* und *Yang* bewegt.
Krankheiten werden als Ausdruck oder als Folgeerscheinungen von Stockungen im Energiekreislauf, bzw. von einem Ungleichgewicht zwischen *Yin* und *Yang* verstanden. Durch die Akupunktur werden energetische Blockaden behoben, der Energiefluss normalisiert wie auch eine Fernwirkung auf die mit diesem Meridian in Verbindung stehenden inneren Organe erzielt.
Die Zahl der klassischen Akupunkturpunkte liegt zwischen 300 und 400. Während früher die Akupunkturpunkte ausschließlich theoretisch gelernt wurden und ihr korrektes Auffinden eine Frage der Erfahrung war, gibt es heute Messgeräte, mit denen die Punkte, die einen erniedrigten Hautwiderstand aufweisen, gefunden werden können.

Ohrakupunktur

Die Ohrakupunktur beruht auf der Vorstellung, dass sich im Ohr der gesamte Organismus abbildet und somit eine Behandlung des Ohres Fernwirkungen auf den Gesamtorganismus hat. Die folgende Abbildung zeigt die Ohrmuschel mit den entsprechenden Körperzonen.

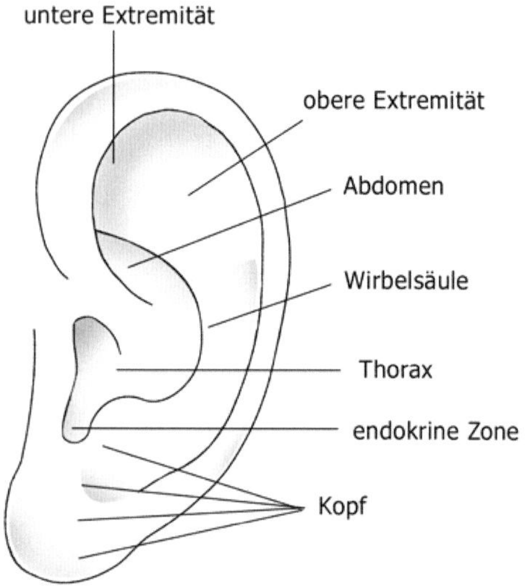

Die Vorstellung, dass sich der gesamte Körper in einem einzigen Körperteil (hier das Ohr) abbildet, ist nicht auf die Ohrakupunktur beschränkt. Auch die Fußreflexzonentherapie ist ein Beispiel dafür, dass über die Behandlung vom Fuß Fernwirkungen auf andere Bereiche des Körpers erreicht werden können.

In der Studie wurde an beiden Ohren eine Kombination von fünf Ohrakupunkturpunkten genadelt, die sich bei Prüfungsangst bewährt hatten:

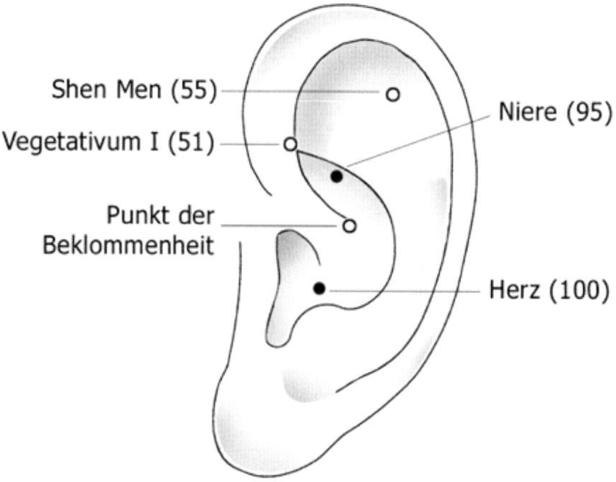

Zur besonderen Bedeutung dieser Punkte:

- ***Shen Men* (55)** bedeutet „Tor der Götter" und ist einer der wichtigsten und meist gebrauchten Punkte der Ohrakupunktur. Seine Wirkung ist entzündungshemmend, schmerzlindernd, beruhigend und ausgleichend.
- **Herz (100)** (*xin*) wird besonders bei Indikationen wie psychischer Labilität, Schlafstörungen, depressiven Verstimmungen und nervösen Herzrhythmusstörungen genadelt. In spä-

teren Arbeiten wird hier noch die Indikation „Prüfungsangst“ hinzugefügt und von einem „Vegetativen Herzpunkt“ gesprochen. Dabei ist das Herz im chinesischen Sinn nicht nur „der Motor des Kreislaufes“, sondern spielt eine wichtige Rolle für die Psyche. In der Traditionellen Chinesischen Medizin (TCM) ist das Herz die Residenz des Geistes

- **Niere (95)** (*shen*) ist ein wichtiger Punkt bei funktionellen Erkrankungen (Erkrankungen ohne organische Manifestation) im Urogenitaltrakt, wie z. B. bei Menstruationsbeschwerden oder Fertilitätsstörungen. Im Sinne der TCM wird dieser Punkt auch bei Haarausfall oder Ohrkrankheiten genadelt. Neuere Autoren weisen auf die Wirkung bei Schwächen, Schmerzen und Erkrankungen der Niere und Nebenniere hin und fügen noch die Prüfungsangst und psychovegetative Befindlichkeitsstörungen als Indikationen hinzu. Auch wird hier auf den Zusammenhang zwischen der Stimulation des Punktes und der Cortisolausschüttung der Nebenniere verwiesen. Daneben werden als weitere Indikationen Störungen der inneren Sekretion, Schock und Kollaps genannt. In der Chinesischen Medizin bezeichnet man die Niere unter anderem als die „Residenz“ der Willenskraft *zhi*. Dies bedeutet, dass bei einer starken Niere der Geist auf Ziele gerichtet ist, die er mit ungeteilter Aufmerksamkeit verfolgt.

- Der **Punkt der Beklommenheit** (*zhin dian*) wird auch als „Endpunkt der Plexus-solaris-Zone“ oder „Verzweigungspunkt“ bezeichnet, als Indikationen gelten Einnässen, Examensangst, Lampenfieber und funktionelle Magenbeschwerden.
- **Vegetativum I (51)** (*jiao gan*) stellt einen sehr wichtigen Punkt dar, der bei allen Erkrankungen unterstützend und mit gutem Erfolg genadelt wird. Insbesondere werden hier Krankheiten erwähnt, die „vegetativ überlagert“ sind, wie z. B. Erkrankungen des Magen-Darmtraktes, Hyper- und Hypotonie (erhöhter und erniedrigter Blutdruck) und Kollaps. Auf die krampflösende, entspannende und ausgleichende Wirkung dieses Punktes wird an anderer Stelle hingewiesen. Zudem wirkt er schmerzlindernd und kann bei Koliken und abdominellen Schmerzen genadelt werden.

Ergebnisse der Studie

Die Studie brachte interessante Ergebnisse zutage. Im Vergleich zu der Placebo-Akupunktur wurde die Cortisolkonzentration der Stressgruppe mit der Ohrakupunktur und der Placebo-Lasertherapie reduziert, ebenso wurde in diesen Gruppen, so ergaben die Fragebögen, die Wachsamkeit erhöht.

Auffällig sind in diesem Fall die guten Ergebnisse der Placebo-Lasertherapiegruppe. Sie könnten damit erklärt werden, dass mit dem Lasergerät eine ungewollte Akupressur erfolgte, welche ebenfalls stressreduzierende Effekte hatte. Inzwischen weiß man, dass die Areale der Akupunkturpunkte auch etwas größer sind als immer angenommen, so dass auch die Behandlung der Bereiche im Umfeld der eigentlichen Akupunkturpunkte einen Effekt hat.

Holger Brockmeyer: Prüfungsangst – Eine experimentelle Studie zur Wirkung der Ohrakupunktur auf Psyche und Hormone. KVC Verlag, Essen 2005

Akupressur

Die Studie zeigt – und hier gerade die Effekte der Lasergruppe –, dass auch die Akupressur der genannten Punkte einen günstigen Effekt hat.
Bei der Akupressur werden die Meridianpunkte durch Druckmassage stimuliert. Der Begriff *acus* bedeutet „Punkt“ oder „Spitze“, „-pressur“ stammt vom lateinischen Verb *premere* und bedeutet „drücken“. Die Akupressur ist eine sehr gut geeignete Methode, um Alltagsbeschwerden zu behandeln. Sie ist einfach zu lernen, praktisch und vor allem jederzeit verfügbar.

i

Zur Technik:
Bei der Akupressur werden die Fingerkuppen auf dem jeweiligen Punkt aufgesetzt und dieser nun spürbar gedrückt, wobei kreisende Bewegungen im Uhrzeigersinn durchgeführt werden. In aller Regel wird die Akupressur mit Zeigefinger oder Daumen durchgeführt, bisweilen sogar mit dem Fingernagel. Der einzelne Punkt wird ca. 90 Sekunden lang kreisend gedrückt, also nur eine recht kurze Zeit.

Prägen Sie sich die auf Seite 19 dargestellten Akupunkturpunkte ein und behandeln Sie sie im

Vorfeld der Prüfung durch Druckmassage. Sollten Ihnen die genauen Orte in der Prüfungssituation nicht mehr gegenwärtig sein – es kommt nicht ganz genau darauf an. Selbst eine sanfte Massage der Ohrmuschel kann Konzentration und Denkleistung verbessern.

Ergebnisse der Literaturrecherche

Unter dem Stichwort „Prüfungsangst“ fanden sich bei einer Literaturrecherche von Daniela Hacke, der Bibliothekarin der Carstens-Stiftung, 28 Hinweise (s. auch Literatur im Anhang).
An Verfahren, die hier untersucht wurden, standen Phytotherapie (Pflanzenheilkunde) und Homöopathie an erster Stelle, von Interesse waren jedoch auch alle Studien im Bereich Yoga, Achtsamkeitsmeditation etc.

Phytotherapie und Bach-Blütentherapie

In der Pflanzenwelt gibt es verschiedene Heilpflanzen mit allgemein beruhigender Wirkung. Als wesentliche angstlösende Pflanze wird seit jeher **Kava-Kava** (*Piper methysticum*) angesehen, deren Spezialextrakt in verschiedenen Studien günstige Wirkungen zeigte, der jedoch seit einigen Jahren verboten ist, da eine leberschädigende Wirkung des Extraktes befürchtet wird.

i Zur Verfügung steht das homöopathische Arzneimittel *Piper methysticum* in der Potenz D6 oder D12, das eingesetzt wird bei geistigen

Erschöpfungszuständen aufgrund übermäßiger Beanspruchung. Dosierung: 1 Gabe (5 Globuli) in der akuten Situation. Einnahme 3 x täglich, bei Besserung reduzieren.

Als weitere, schwach angstlösende Pflanze kann die **Baldrianwurzel** angesehen werden, deren Wirkung ebenfalls wissenschaftlich untersucht wurde. Sie zeigt einen Effekt, der jedoch nicht so stark ist wie bei Kava-Kava.
In gewisser Hinsicht kann auch die **Bach-Blütentherapie** der Phytotherapie zugeordnet werden, da sie Blütenessenzen verwendet, die – so Edward Bach, der Begründer der Therapie – mit ganz bestimmten Gemütszuständen korrespondieren. In wissenschaftlichen Prüfungen konnte die Bach-Blütentherapie keine signifikanten Erfolge erzielen. Eine Studie mit 61 Teilnehmern untersuchte den Einsatz von Bach-Blüten bei Prüfungsangst. Die Studie war randomisiert, placebokontrolliert und verblindet. Es gab keinen signifikanten Unterschied zwischen den einzelnen Gruppen, aber interessanterweise einen deutlichen Effekt in allen Gruppen. Das heißt: Auch die Placebomedikation wirkte angstmildernd.

Die Autoren schließen daraus, dass Bach-Blüten keinen spezifischen Effekt auf Prüfungsangst haben, jedoch aufgrund ihres Placebo-Effektes eine effektive Maßnahme zur Reduzierung von Prüfungsangst darstellen.

Bedenkenswert ist, dass Bach-Blüten individualisiert ausgewählt werden, da sie auf die individuell vorherrschenden Gemütszustände abgestimmt werden.

Homöopathie

Mehrfach wurde die Anwendung von Homöopathie bei Angstzuständen untersucht. In einer placebokontrollierten Studie von 1996 mit 72 Teilnehmern wurde die eine Gruppe mit einer Mischung verschiedener homöopathischer Mittel (*Cicuta virosa, Ignatia, Gaultheria, Asa foetida, Cordalis form., Sumbulis, Valeriana officinalis, Hyoscyamus* und *Avena sativa*) behandelt, die andere mit einem Placebomittel. Die untersuchten Parameter wie Ruhepuls und Angstzustände wiesen bei beiden Gruppen keinen signifikanten Unterschied auf. Als signifikant, d. h. nicht vom Zufall bedingt, war jedoch ein Unterschied im Hinblick auf

Schlafverlust durch Angstzustände. Hier schnitt die Homöopathiegruppe deutlich besser ab.
Eine interessante Studie, bei der ebenfalls zu bedenken ist, dass die Homöopathie zu den Individualtherapien zählt, d. h. eine Therapie, bei der die Mittel individuell aufgrund der bei jedem Einzelnen vorherrschenden Symptome ausgewählt werden. Die Verabreichung eines so genannten Kombinationsmittels, das verschiedene homöopathische Einzelmittel kombiniert (wie in der genannten Studie), ist ein gewisser Kompromiss, der auf der einen Seite dem Bedürfnis der Wissenschaft nach Standardisierung entgegen kommt, auf der anderen Seite aber eine unspezifischere Wirkung zeigt.

Yoga, Achtsamkeit, Entspannung

Ermutigende wissenschaftliche Ergebnisse gibt es aus dem Bereich Yoga, Achtsamkeitsmeditation und Entspannungstraining.

Yoga

In einer Yoga-Studie wurde der Effekt von yogabasierten Meditations- und Entspannungsübungen auf Aufmerksamkeit, Konzentration und Angstzustände untersucht. Die Übungen wurden täglich für gut zwanzig Minuten praktiziert. Verglichen wurde hierbei die Kombination von Meditation und anschließender Entspannung in Rückenlage einerseits, die ausschließliche Entspannung in Rückenlage (*shavasana*) andererseits, die insgesamt für gut zwanzig Minuten praktiziert wurden. Die Studie zeigte, dass sich Aufmerksamkeit, Konzentration und Angstzustände signifikant verbesserten, wobei insbesondere die Kombination von Meditation und Entspannung gute Ergebnisse erzielte.

i Wenn Sie sich angewöhnen, am Tag nur 20–30 Minuten Yoga zu praktizieren, wird dies Ihre Aufmerksamkeit, Wachheit und Konzentrationsfähigkeit stärken und mögliche Ängste mildern.

Achtsamkeitsmeditation

Der Begriff „Achtsamkeit“ ist hierzulande eher unbekannt. Gemeint ist damit ein von Jon Kabat-Zinn in den USA entwickeltes und dort mittlerweile landesweit verbreitetes Verfahren (*mindfulness-based stress reduction*), das auf eine budd-

histische Meditationspraxis zurückgeht. In mehreren Gruppensitzungen werden Methoden vermittelt, die einen Bewusstseinszustand ermöglichen, der „durch eine nicht-wertende, liebe- und achtungsvolle und selbstwahrnehmende Anwesenheit im gegenwärtigen Moment gekennzeichnet ist" (Altner, Michalsen et al. 2004). Die konzentrierte Aufmerksamkeit für innere und äußere Vorgänge wird geschult.
Wissenschaftliche Untersuchungen kamen zu folgenden Ergebnissen: Ein Gruppentraining der Achtsamkeitsmeditation kann wirkungsvoll Symptome von Angst und Panik reduzieren und dabei helfen, diese Reduktionen der Angstzustände bei Patienten mit generalisierten Angststörungen, Panikattacken und Platzangst zu erhalten.

Entspannungstraining

In einer Meta-Analyse wurden alle Studien, die sich zwischen 1997 und 2007 mit Entspannungstechniken (z. B. progressive Muskelentspannung nach Jacoboson, Autogenes Training, Meditation etc.) befassten, ermittelt, untersucht und auf ihre Ergebnisse und Methoden analysiert. Die Analyse von insgesamt 27 Studien ergab, dass Entspannungstraining einen mittleren bis großen anhaltenden Effekt auf die Verminderung von Angstzuständen hat und dass dieser Effekt statistisch signifikant ist.

Zur optimalen Vorbereitung einer Prüfung: Erkenntnisse aus der Ordnungstherapie

Traditionell wird die Ordnungstherapie als Überbegriff eines naturheilkundlichen Therapiekonzeptes angesehen, das auf die sechs Säulen der antiken *Diaita*, der Kunst der rechten Lebensführung, zurückgeht. Die moderne integrative Ordnungstherapie definiert als wesentliche Säulen die Aspekte Ernährung, Bewegung, Entspannung und Stressmanagement (Dobos 2009).
Eine allgemeine Empfehlung der Ordnungstherapie geht dahin, auch in der Prüfungszeit einseitige Belastungen zu vermeiden, z. B. das lange Sitzen am Schreibtisch, und vor allem durch Bewegung einen körperlichen Ausgleich zu schaffen. Ordnungstherapeutisch sinnvoll ist auch die Strukturierung des Tagesablaufes. Dazu gehören vor allem regelmäßige Pausen, die Unterbrechung der Schreibtischarbeit für Mahlzeiten und regelmäßige Bewegungseinheiten. Ein kurzes Nickerchen (*power-napping*) steigert die Leistungsfähigkeit. Halten die Belastungsphasen über mehrere Wochen an, ist es sinnvoll, ganz bewusst regenerative Aktivitäten (Sauna,

Dampfbad) und bewusste Entspannung oder Unterhaltung einzuplanen.

i Alle Elemente der Ordnungstherapie – ob bewusste Ernährung, Bewegung, Entspannung oder Stressmanagement – sollten bereits im Vorfeld einer Prüfung, d. h. in der stressfreien Zeit, erlernt werden. So steigt die Chance, sie auch in der Belastungsphase sinnvoll umsetzen und effektiv nutzen zu können, deutlich an.

Bewegung

Berücksichtigt man die Tatsache, dass wir von unserer Biologie her auf Stress mit Anspannung der Muskeln, mit erhöhltem Blutdruck und schnellem Herzschlag reagieren, ist Bewegung die beste und natürlichste Gegenreaktion. Bereits instinktiv sind wir im Stress auf Flucht oder Kampf (*flight or fight*) vorbereitet, so dass verstärkte Bewegung in Prüfungszeiten eine natürliche Möglichkeit darstellt, diesen Stress abzubauen. Auch wenn man bislang eher ein „Bewegungsmuffel" ist, bietet dieses Situation einen guten Anlass, die Gewohnheiten zu ändern.

Leichter fällt es sicherlich Menschen, bei denen Bewegung und Sport ohnehin zum Alltag gehören.

In jedem Fall gut in Stresssituationen (und auch sonst): Ein zügiger Spaziergang, möglichst bei Tageslicht. Zusätzlich zur Bewegung hat das Licht einen günstigen Einfluss auf den Hormonhaushalt und wirkt depressiven Verstimmungen entgegen.

Ernährung

Die moderne Ernährungslehre kennt verschiedene Nahrungsmittel, die die Gehirnfunktion unterstützen und daher besonders geeignet für Lebensphasen sind, in denen man geistig in hohem Maße gefordert ist. Diese Lebensmittel werden als *Brainfood* bezeichnet. Sie enthalten Nahrungsbestandteile, die nachweislich folgende Gehirnfunktionen beeinflussen: Konzentration, Gedächtnisleistung, Lernleistung / -erfolg, Abrufen von Informationen, Informationsübertragung, Wachheit, Abspeicherung von Informationen, Entspannung, geistige Leistungsfähigkeit.

Dr. Harald Hoppe ist einer der führenden Experten für *Brainfood*. Als Bio-Bauer und Geschäftsführer des größten deutschen Bio-Catering beliefert er zahlreiche Schulen mit gesundem Mittagessen. Der Speiseplan wurde gemeinsam mit den Schülern entwickelt und findet eine hohe Akzeptanz. Hoppe konnte zeigen, dass unter Schülern, die nach dem Mittagessen Tests schrieben, die Gedächtnisleistung von 42 auf 61 % stieg, die Konzentrationsfähigkeit von 33 auf 79 %, wenn sie statt *Fastfood* ein gesundes Mittagessen zu sich nahmen. Die Empfehlungen von Dr. Hoppe für Lernphase und Prüfungstag:

In der Lernphase: Quark mit Leinöl (wegen der Omega-3-Fettsäuren) pikant oder süß mit Früchten, viel Obst, Gemüse und Salat, Vollkornprodukte, fetter Meerfisch wie Hering, Makrele, Thunfisch, Sardine (auch als Dose ohne Öl), Müsli, Studentenfutter (wegen der Nüsse), zwischendurch Gemüsesticks oder Obstspieße. Viel Wasser trinken!

Am Prüfungstag selbst: Nicht zu schwer essen, möglichst kein süßes Frühstück außer Müsli (Zucker reduziert die Gehirnleistung), Vollkornprodukte (um einen gleichmäßigen

Blutzuckerspiegel zu erzielen), mageres Fleisch, Wurst, Käse, 1–2 Eier. Wichtig für längere Prüfungen sind ausreichend Wasser und kleine Snacks: Nüsse, Gemüsesticks, Obst, kleine Vollkornschnitten.

(Weitere Informationen unter www.biond.de)

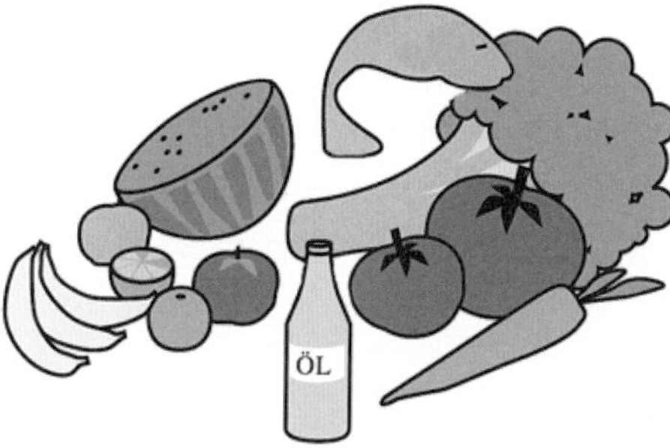

Die folgende Übersicht zeigt weitere Substanzen, die für Konzentration und Lernfähigkeit von besonderer Bedeutung sind.

Nährstoffe für Prüfungszeiten (vgl. Koch, 2004)

Nährstoff	Wirkung	Ein Mangel führt zu ...	Vorkommen
Eisen	- Sauerstofftransport - Bestandteil von Neurotransmittern → Konzentration, Merkfähigkeit	- Müdigkeit - Konzentrationsstörungen	- Rote Fleischsorten wie Rind oder Lamm - Kürbiskerne - Sesam - Hirse - Petersilie - Haferflocken
Zink	- Wichtiger Bestandteil von Enzymen	- Depressionen - Aggressivität - Hyperaktivität - Lernschwächen	- Weizenkeime - Fleisch - Eier - Milch - Käse - Fisch - Karotten

Nährstoff	Wirkung	Ein Mangel führt zu ...	Vorkommen
B-Vitamine	- Prozesse in Gehirn, Rückenmark und Nervensystem, damit geistige Entwicklung - Aufbau von Botenstoffen im Gehirn - Konzentration, Gedächtnisleistung	- Gefühlsstörungen - Koordinationsstörungen - Funktionsstörungen der Hirnnerven - Aufmerksamkeitsstörungen - Bewusstseinsveränderungen	- Hühnerfleisch - Fisch - Vollkorngetreide - Leber - Eier - Milch - Nüsse
Langkettige Omega-3-Fettsäuren	- Strukturfett im Gehirn → Entwicklung der kognitiven Funktionen	- Intelligenzdefizite	- Fette Seefische (Makrele, Hering, Tunfisch, Lachs) - Forelle - Leinöl

Nährstoff	Wirkung	Ein Mangel führt zu ...	Vorkommen
Eiweiße, z. B. Aminosäuren Tryptophan, Tyrosin, Phenylalanin	- Wichtige Substanzen für das Gehirn. Die Aminosäure Tryptophan ist Ausgangssubstanz für die Botenstoffe Serotonin und Melatonin, die wichtig für Wohlbefinden und Tag-Nacht-Rhyhtmus sind. Tyrosin und Phenylalanin sind wichtig für die Bildung von Adrenalin, Noradrenalin und Dopamin.	- Erschöpfung - Reduzierter geistiger und körperlicher Leistungsfähigkeit - Regenerationsstörungen - Störungen des Immunsystems - Reduzierten Stoffwechselleistungen	- Cashewnüsse - Haferflocken - Hühnerei - Vollkorngetreide

Ernährungsempfehlungen für die Prüfungsphase

Am Prüfungstag selbst ist leichtverdauliche, eiweißreiche Kost zu empfehlen, z. B. ein Vollkornbrot mit Quark, als Snack Studentenfutter. Auch für die Lernsituation sind Nüsse und Trockenfrüchte hochwertige Nahrungsmittel. Wasser nicht vergessen!

Im Vorfeld der Prüfung sollte aufgrund des Zeitdruckes nicht auf *Fastfood*-Ernährung in größerem Umfang ausgewichen werden. Das ist auch gar nicht nötig. Als Alternativen für die schnelle Küche bieten sich an:

- Tiefkühlgemüse und -obst
- Nudeln mit Pesto, Dosentomaten, Tomatenmark
- Mozzarella mit Tomaten und Basilikum
- Rucolasalat mit rote Bete, Walnüssen und Ziegenkäse
- Gemüsebrühen, Gemüsesuppen
- Apfelmark, Mangomark
- Bananen, Bitterschokolade und Nüsse
- Kokoschips, getrocknete Aprikosen, Datteln
- Müsli, Haferflockenbrei, Hirse- oder Reisflocken in Getränken
- Vollkornbrot mit Hefeaufstrich aus dem Reformhaus (z. B. Vitam R)

Falls Sie auf *Fastfood* nicht ganz verzichten wollen, sollten Sie eher auf die türkische und arabische Küche (in einem hygienisch einwandfreien Imbiss) zurückgreifen: Döner Kebab mit Salat, Joghurt, Falafel, Linsensuppe, Hummus, dazu ein frisch gepresster Saft oder ein Ayran (Joghurtgetränk), wie er vielerorts angeboten wird.

Entspannung

Bei Prüfungsangst kommt es zu einer Daueraktivität des Sympathikus. Wir stehen unter Strom und sind auf die Aktivität von Muskeln, Herz und Lunge eingestellt. Die Folge ist: Regeneration und Erholung leiden, ebenso Verdauung, Entgiftung, Schlaf. Verschiedene Studien zeigen, dass regelmäßig ausgeführte Entspannungstechniken und Yogaübungen zu einer Verminderung der Stresssymptomatik in der Prüfungssituation führen (Khalsa et al, 2009). Interessant ist, dass Kabat-Zinn bereits 1992 den Einfluss achtsamkeitsbasierter Stressreduktion untersuchte und sich diese Techniken mittlerweile immer mehr zur Behandlung von stressbedingten Erkrankungen durchsetzen (Kabat-Zinn et al., 1992).

Praktische Übung: Atemmeditation

Sitzen Sie gerade und entlassen Sie körperliche Spannung. Legen Sie Ihre Hände bequem in den Schoß. Schließen Sie Ihre Augen für eine Minute oder zwei und nehmen Sie wahr, was sich in Ihrem Innern bewegt. Richten Sie Ihre Aufmerksamkeit auf den Atem. Sie spüren, wie die Atemluft in den Körper hinein fließt, wie der Körperraum sich weitet, bis der Einatemzug zu seinem Ende kommt.

Nach einer kleinen Pause beginnt der Ausatemzug. Der Körperraum sinkt ein wenig ein, und die Luft verlässt den Körper durch die Nase oder den Mund. Wieder tritt eine kurze Pause ein, bevor der nächste Einatemzug beginnt.

Nach einigen Atemzügen wird Ihr Geist wahrscheinlich Gedanken erzeugen, und Ihre Aufmerksamkeit wird versucht sein, diesen Gedanken zu folgen. Sobald Sie dies bemerken, führen Sie den Fokus zurück zum Atem. Bleiben Sie in diesem Raum der veränderten Wahrnehmung für einige Minuten und enden Sie ganz bewusst mit einem Atemzug, den sie von Beginn bis Ende mit Ihrer Aufmerksamkeit begleiten.

(Quelle: Paul, Michalsen 2008)

Jon Kabat-Zinn: Im Alltag Ruhe finden. Herder Verlag, Freiburg 2001
Jon Kabat-Zinn, Ulrike Kesper-Grossman: Die heilende Kraft der Achtsamkeit, mit Doppel-CD. Arbor-Verlag, Freiburg 2004

Stressmanagement durch Neurolinguistisches Programmieren (NLP)

Die Literatur zu Lernstörungen zeigt, dass die Prüfungssituation stark von der psychischen Verfassung, diese wiederum deutlich von den persönlichen Erwartungen geprägt wird. Menschen mit negativen Erwartungen („Ich schaffe es ja eh nicht") neigen dazu, im Vorfeld gedanklich um ihren erwarteten Misserfolg zu kreisen („Was mache ich, wenn ich die Prüfung nicht wiederholen kann? Soll ich mich besser krankschreiben lassen? Das hat jetzt auch keinen Sinn mehr zu lernen"), was sich negativ auf das Lernverhalten auswirkt und wiederum die Prüfungsangst verstärkt. Werden demgegenüber die mit einer Prüfung ganz natürlich auftretenden Ängste als normal bzw. als Herausforderung und Stimulation erlebt („Ich lerne eben nur unter Druck"), und ist die Erwartungshaltung positiv

(„Wird schon gut gehen“), dann wird die Zeit vor der Prüfung zielorientierter genutzt, kann besser regeneriert werden.
Als Strategie für die Entwicklung von positiven Erwartungshaltungen hat sich das NLP (Neurolinguistisches Programmieren) bewährt. NLP ist ein therapeutisches Verfahren, das mit der starken Wechselbeziehung von Psyche und Sprache arbeitet. Durch gezieltes Coaching sollen subjektive Erwartungen – „Ich schaffe die Prüfung ja ohnehin nicht“ –, die z. B. durch negative Erfahrungen verursacht wurden, „umprogrammiert“ werden.

i Weitere Informationen unter www.nlp.de

Yoga

Wie die Wissenschaft zeigt, hat Yoga zahlreiche günstige Effekte. Insbesondere, wenn Sie im Vorfeld einer Prüfung regelmäßig Yoga praktizieren, kann dies auch in der Prüfungsphase selbst zu einem Baustein Ihres Alltages werden, der Sie ablenkt, Ihnen gut tut, körperliche Verspannungen löst und für einen seelischen Ausgleich sorgt.

In jedem Fall ist es sinnvoll, Yoga unter Anleitung zu erlernen.

Phytotherapie

In den Monographien der Kommission E, einer selbständigen wissenschaftlichen Kommission des Bundesinstituts für Arzneimittel und Medizinprodukte (BfArM), werden verschiedene Heilpflanzen genannt, die zur Behandlung von Prüfungsangst in Frage kommen (vgl. Schilcher, 2000). Von diesen stellen wir einige vor.

Baldrian

Baldrianwurzel enthält ätherisches Öl mit Valerensäuren, die beruhigend, konzentrations- und leistungsfördernd wirken und die Schlafbereitschaft fördern. Auffällig bei Baldrian ist, dass die Einschlafzeit verkürzt und die Schlafqualität verbessert werden. Gleichzeitig wirkt er sich auch positiv auf die Tagesbefindlichkeit, z. B. die Konzentrationsfähigkeit, aus.

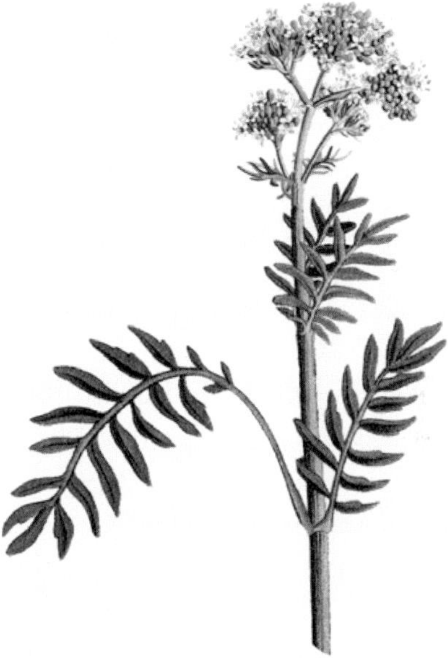

Baldrian (Valeriana officinalis)

i Baldrian wirkt nicht unmittelbar, die Einnahme der pflanzlichen Arzneimittel sollte daher 14 Tage vor der Prüfung begonnen werden. Achten Sie auf eine Tagesdosis von ca. 600 mg Extrakt. Gerne wird Baldrian kombiniert mit Hopfenzapfen, Melissenblättern, Passionsblumenkraut.

Baldrianwurzel eignet sich weniger als Tee ohne weitere Zusätze, da die Wurzel einen sehr strengten Eigengeruch hat. Da man auch von der Tinktur größere Mengen einnehmen müsste, ist bei dieser Pflanze die Einnahme eines Fertigarzneimittels anzuraten.

Hopfen

Hopfenzapfen wirken durch die im Harz enthaltenen instabilen Bitterstoffe Humulon und Lupulon beruhigend und schlaffördernd. Die Kommission E gibt als Anwendungsgebiete „Unruhe, Angstzustände und Schlafstörungen“ an. Hopfen wird eingesetzt als Schlaftee oder Fertigarzneimittel, hier häufig als Bestandteil eines Kombinationspräparates, oder auch in Form eines Schlafkissens.

i

Mischen Sie für ein beruhigendes Schlafkissen Lavendelblüten, Melissenblätter und Hopfenzapfen zu gleichen Teilen und nähen Sie es in ein Stoffkissen aus leichtem Baumwollstoff ein. Humulon und Lupulon sind leicht flüchtig und anders als die ätherischen Öle von Lavendel und Melisse nach einigen Wochen verflogen.

Melisse

Melissenblätter enthalten ätherische Öle und Rosmarinsäuren. Die Pflanze, von der die Blätter verwendet werden, hat einen angenehm zitronigen Duft und Geschmack (Bezeichnung auch „Zitronenmelisse"). Sie eignet sich vor allem für die Teezubereitung und wird phytotherapeutisch insbesondere dann eingesetzt, wenn es zu nervös bedingten Beschwerden wie z. B. Kopfschmerzen oder Magenschmerzen kommt.
Als Schlaftee eignet sich ein Tee aus Hopfenzapfen, Passionsblumenkraut, Baldrianwurzel und Melissenblättern. Derartige Tees gibt es bereits fertig gemischt in Apotheken (geprüft!) und Drogeriemärkten.
Ein nervenstärkender Tee, angelehnt an ein Rezept des Münchner Heilpraktikers Josef Karl, enthält getrocknete Ingwerwurzel, Zimtrinde, Johanniskraut und Rosmarinkraut (kreislaufanregend). Der Tee schmeckt, mit Honig gesüßt, sehr gut und ist innerlich wärmend.

! Bitte bedenken Sie, dass es Wechselwirkungen zwischen Johanniskraut (Fertigarzneimittel) und hormonellen Verhütungsmitteln sowie zahlreichen Medikamenten gibt. Wird

Johanniskraut als Bestandteil von Teemischungen eingenommen, ist die zu erwartende Wirkung geringer, vorsichtshalber wird jedoch auch hier von Seiten der Hersteller davor gewarnt, bei hormoneller Verhütung und der Einnahme von Medikamenten Johanniskrauttee zu trinken.

Eine Alternative zu Tee mit Johanniskraut ist ein nervenstärkender, wärmender und anregender Tee aus Rosmarinblättern, Ingwerwurzel und Zimtrinde: 1 TL der Mischung mit 1 großen Tasse sprudelndem Wasser übergießen, 5 Minuten köcheln lassen, ansonsten ziehen lassen, dann abseihen. Wurzeln und Rinden sollten optimalerweise köcheln, damit die Wirkstoffe noch besser gelöst werden.

Mate

Mateblätter werden bei geistiger und körperlicher Ermüdung eingesetzt. Mateblätter enthalten Koffein, daneben jedoch Wirkstoffe, die den Sympathikotonus senken. Im Gegensatz zum Kaffee ist Matetee also eher ein „sanfter Muntermacher", der in Südamerika traditionell als stimulierendes Getränk konsumiert wird.

Der Geschmack ist etwas gewöhnungsbedürftig, jedoch für Menschen mit hohem Kaffee- oder Schwarztee-Konsum eine echte Alternative. Tatsächlich kann man derzeit auch beobachten, dass „Club Mate" als Softdrink Cafés und Bars erobert.
Die klassische Zubereitung von Matetee erfolgt in einem speziellen Mate-Becher mit einem Trinkrohr. Der Becher wird zu drei Vierteln mit Yerba Mate, dem klassischen Matetee, gefüllt, dann mit etwas kaltem Wasser aufgegossen, danach mit 80 Grad heißem Wasser (wofür die Südamerikaner spezielle Wasserkocher verwenden) aufgefüllt, ohne dass die Mate jedoch komplett mit Wasser bedeckt ist. Zwei Minuten ziehen lassen – trinken.
Es gibt mittlerweile auch Teebeutel mit Matetee, die sich für den Einstieg eignen.

Guarana

Auch Guaranasamen enthalten Koffein und wirken dadurch stimulierend auf das zentrale Nervensystem. Eingesetzt werden Präparate aus Guarana bei Erschöpfung und Ermüdung. Es gibt Fertigarzneimittel aus Guarana, aber auch Kaugummis und Getränke.

Aromatherapie

Aromatherapeutische Anwendungen sind zwar bei der Indikation „Prüfungsangst" nicht klinisch geprüft, sie haben sich jedoch erfahrungsgemäß bei Prüfungsangst zur Entspannung und Konzentrationsförderung in hohem Maße bewährt. Insbesondere im Bereich der Selbstmedikation spielen Aromaöle als Badezusatz, z. B. in der Aromalampe eine beliebte Rolle – vorausgesetzt, man mag es, sich in Stressphasen mit Düften zu umgeben und selbst zu behandeln.

Lavendel äußerlich und innerlich

Lavendel eignet sich für die äußere Anwendung beispielsweise als Badezusatz. Badezusätze gibt es fertig im Handel (z. B. Lavendel Badesalz von Retterspitz®), man kann einen Badezusatz auch selbst herstellen, indem man 20–25 Tropfen ätherisches Öl auf ein Vollbad gibt. Das ätherische Öl muss in diesem Fall zuerst mit etwas Honig oder Sahne verrührt werden, damit es emulgiert und wasserlöslich wird.
Lavendel eignet sich auch gut als Duft zum Einschlafen, z. B. in einem Kräuterkissen oder indem man einige Tropfen ätherisches Öl in die

Duftlampe oder auf ein Papiertaschentuch tropft und neben das Bett legt.

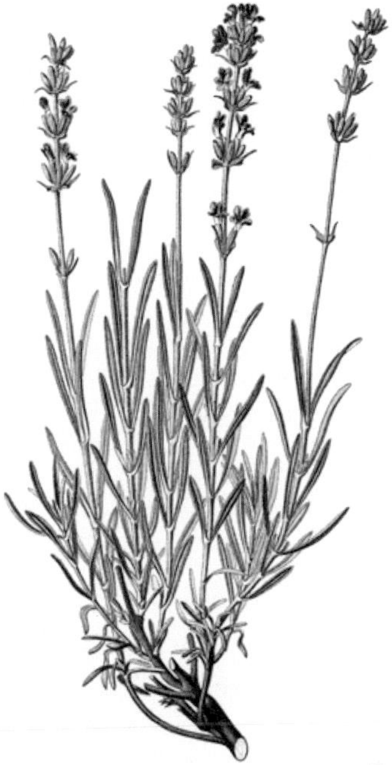

Lavendel
(Lavendula vera)

In einer neuen Studie konnten Forscher nachweisen, dass Lavendelöl innerlich gegen ängstliche Verstimmung mit Unruhezuständen eingesetzt werden kann und auch bei generalisierten Angststörungen – ohne die Nebenwirkungen der gängigen Medikamente – wirkt. In der Therapiestudie erhielten 77 Patienten über sechs Wochen entweder täglich 1 x 1 Kapsel Lavendelöl oder das Psychopharmakon Lorazepam. In beiden Gruppen verringerte sich die Krankheit nahezu identisch (Woelk, Schläfke 2010).

Grapefruit und Pfefferminze

Zur Anregung am Schreibtisch bieten sich Aromaöle an, die als Tropfen oder bereits als Raumspray angeboten werden („Frische Minze", „Gute Laune", beide Primavera) oder gelöst in einer Alkohol-Wasser-Lösung, in welche Holzstäbchen getaucht werden. Die Flüssigkeit zieht über die Holzstäbchen aus der Flasche und verteilt sich im Raum. Besonders geeignet sind hier fruchtige Düfte wie Lemongras, Grapefruit etc. Für die Prüfung selbst gibt es „Roll-ons", Rollstifte, die auf die Schläfen, den Nacken oder unter der Nase aufgetragen werden können („Klarer Kopf", Primavera). Auf Pfefferminze als Duft sollte verzichtet werden, wenn man sich gerade in einer homöopathischen Behandlung befindet.

!

Es ist wichtig, nach den persönlichen Vorlieben zu gehen, die sehr unterschiedlich sein können.
Die Unverträglichkeit von Aromaölen merken Sie an Symptomen wie tränenden Augen, Niesreiz, Hautrötung, Husten, Atemnot etc.
Eine Überdosierung kann sich in Kopfschmerzen bemerkbar machen.

Bach-Blüten

Bach-Blüten sind, wie im Studienteil bereits beschrieben, in der Anwendung umstritten, da die von dem Britischen Homöopathen Edward Bach intuitiv getroffene Zuordnung zwischen einzelnen Gemütszuständen und Pflanzen nicht rational nachvollziehbar ist und die Studienlage keine positiven Ergebnisse gezeigt hat. Die Erfahrung zeigt, dass manche Menschen eine positive Wirkung beobachten konnten, ihnen tun die Bach-Blüten sehr gut. Andere konnten keine Effekte beobachten.
Das Besondere an den Essenzen aus Bach-Blüten ist: Sie haben keinen Bezug zu einem bestimmten Krankheitsbild, sondern korrespondieren vielmehr mit bestimmten Gemütszuständen.

Für den Einsatz in der Prüfungsphase werden besonders zwei Blüten empfohlen: **Aspen** wird hergestellt aus der Zitterpalme oder Espe und ist verknüpft mit starken Angstgefühlen („Zittern wie Espenlaub"). Es wird eingesetzt bei Angstzuständen und Albträumen. **White Chestnut** wird hergestellt aus der weißen Kastanie. Als Bach-Blüte ist es verbunden mit einem Gemütszustand, bei dem man nicht abschalten kann.
Die Bach-Blüten werden verdünnt und dann tropfenweise eingenommen.

i Weitere Hinweise über die Bach-Blütentherapie finden Sie auf der Website von Mechthild Scheffer: www.bach-bluetentherapie.de.

Homöopathie

Die Grundregel der Homöopathie, die so genannte **Ähnlichkeitsregel**, wurde von dem Apotheker, Chemiker und Arzt Samuel Hahnemann formuliert. Sie lautet: „*Similia similibus curentur* – Ähnliches möge durch Ähnliches behandelt werden". Dies bedeutet, dass im Krankheitsfall Arzneimittel eingesetzt werden, die beim Gesunden ähnliche Beschwerden oder Auffälligkeiten hervorrufen. Entsprechend wird durch die bewusste Einnahme einer (homöopathisch aufbereiteten) Substanz in der so genannten Arzneimittelprüfung ermittelt, welche Phänomene das Mittel am Gesunden hervorruft. Im Krankheitsfall werden die herausragenden Symptome gewichtet und nachfolgend ermittelt, welches Arzneimittel in seinem „Arzneimittelbild" der individuellen Symptomatik am ähnlichsten ist.

Ein einfaches Beispiel für diese Vorgehensweise ist die Brennnessel. Sie wird als homöopathisches Arzneimittel bei genau den Beschwerden verwendet, die sie selbst erzeugt: bei brennenden, juckenden Bläschen auf der Haut.

Am Beispiel der Prüfungsangst lässt sich die homöopathische Grundregel ebenfalls relativ einfach verdeutlichen: Coffea, das Arzneimittel aus der Kaffeebohne, wird eingesetzt, wenn man nachts nicht schlafen kann und einem unzählige Dinge durch den Kopf gehen, obwohl man eigentlich sehr müde ist – wie nach einer späten Tasse Kaffee.

Neben der Ähnlichkeitsregel ist ein wesentliches Kennzeichen der Homöopathie das Verarbeitungsverfahren: Um Nebenwirkungen zu mindern und die Heilkraft zu steigern, entwickelte

Samuel Hahnemann eine eigene Verarbeitungsform: die so genannte Dynamisierung oder **Potenzierung**. Dafür wird der eigentliche Arzneistoff mit einem Trägermittel (Milchzucker, Alkohol, Wasser) stufenweise verarbeitet, wobei jede Stufe nach einem bestimmten Schema rhythmisch verschüttelt oder verrieben wird, bevor sie weiter verarbeitet wird.
Die Potenzen der D-Reihe (Dezimalpotenzen) werden in Zehnerschritten, die Potenzen der C-Reihe (Centesimalpotenzen) in Hunderterschritten verarbeitet. Eine D3 bedeutet damit, dass die Ausgangssubstanz 3x im Verhältnis 1:10 (1 Teil Ausgangssubstanz, 9 Teile Lösungsmittel) verarbeitet wurde, die D30 entsprechend 30x im Verhältnis 1:10. Ein C30 Potenz stellt eine Arznei dar, bei der die Ausgangssubstanz in 30 Schritten im Verhältnis 1:100 (1 Teil Ausgangssubstanz, 99 Teile Lösungsmittel) verarbeitet wurde.

Darreichungsformen

Homöopathische Arzneimittel werden als Tropfen, Verreibungen, Tabletten, Streukügelchen und Injektionslösung angeboten. Für die Selbstbehandlung eignen sich Tropfen, Tabletten und Streukügelchen (Globuli), letztere insbesondere in der Kinderheilkunde. Die Globuli bestehen aus Rohrzucker und schmecken daher süß.

Darreichungsform	Fachbezeichnung	Abkürzung
Tropfen, Flüssigkeit	Dilutio	Dil.
Tablette	Tabuletta	Tabl.
Streukügelchen	Globuli	Glob.

Die Arzneimittel werden in Einzelgaben verabreicht, je nach Darreichungsform in folgenden Mengen:

Darreichungsform	Menge
Dil.	5 Tropfen
Tabl.	1 Tablette
Glob.	3–5 Streukügelchen

! Bei Kindern aufgrund des Alkohols keine Tropfen verwenden.

Allgemeine Hinweise zur Einnahme von Homöopathika

– Es wird empfohlen, die Medikamente von einem Plastik- oder Porzellanlöffel einzunehmen.

- Da die Wirkstoffe der Arzneien über die Mundschleimhaut aufgenommen werden, sollte man sie möglichst lange im Mund behalten und nicht gleich herunterschlucken. Alkoholhaltige Tropfen können mit etwas Wasser vermischt eingenommen werden.
- Nehmen Sie eine viertel Stunde vor und nach der Arzneimitteleinnahme nichts in den Mund.
- Bewahren Sie die Arzneimittel vor Licht und Hitze geschützt auf.
- Man geht davon aus, dass bestimmte Stoffe die Wirkung der homöopathischen Arzneien beeinträchtigen oder verhindern (antidotieren) können. Daher wird empfohlen, auf koffeinhaltige Getränke (z. B. Kaffee, Cola), auf Pfefferminz- und Kamillentee zu verzichten. Ebenso ist es ratsam, Präparate, die Kampfer, Menthol oder andere ätherische Öle enthalten (z. B. Erkältungsbäder, Hustenbalsam, Kaugummis, mentholhaltige Zahnpasta) zu vermeiden.
- Sie können alle Mittel, die Ihnen in anderem Zusammenhang zur Einnahme verschrieben sind, weiter einnehmen, ihre Wirkung wird durch die Homöopathika nicht beeinträchtigt.

Homöopathische Arzneimittel bei Prüfungsangst

Der homöopathische Arzt Dr. Matthias Wischner empfiehlt bei Prüfungsangst die in der folgenden Tabelle aufgeführten Mittel.
Die Wahl des homöopathischen Arzneimittels richtet sich nach den im Vordergrund stehenden Krankheitszeichen und vorherrschenden Beschwerden und auffälligen Merkmalen.

! Dosierung bei Besserung reduzieren!

Homöopathisches Arzneimittel	**Leitsymptome**	**Dosierung**
Aconitum napellus	Regelrechte Panikattacken bei Gedanken an die Prüfung.	Aconitum C200 als Einmalgabe. Alternativ: D12, 2–3×5 Globuli tgl.
Argentum nitricum	Große Hektik. Prüfungs-, Erwartungs- und Versagensängste. Durchfall vor der Prüfung.	Argentum nitricum D6, 3×5 Globuli tgl. mit Beginn der Prüfungsangst. Alternativ: Argentum nitricum D12, 2×5 Globuli tgl.

Homöopathisches Arzneimittel	Leitsymptome	Dosierung
Gelsemium sempervirens	Wenn Schwäche und Zittern im Vordergrund stehen. Vor Angst ist man wie gelähmt.	Gelsemium D6, 3×5 Globuli tgl. mit Beginn der Prüfungsangst. Alternativ: Gelsemium D12, 2×5 Globuli tgl.
Kalium phosphoricum	Wenn vor lauter Lernen nichts mehr in den Kopf will. Angst, die Aufgaben nicht zu bewältigen, Unkonzentriertheit, Vergesslichkeit. Kopfschmerzen nach geistiger Arbeit.	Kalium phosphoricum D6, 3×5 Globuli tgl. mit Beginn der Prüfungsangst. Alternativ: Kalium phosphoricum D12, 2×5 Globuli tgl.
Strophantus hispidus	Wenn Herzklopfen vor und während der Prüfung im Vordergrund steht.	Strophantus D4, alle 2–3 Stunden 5 Globuli

Die Mittel im Einzelnen

Aconitum napellus

Aconitum napellus wird aus einer hochgiftigen Pflanze, dem Sturmhut oder Eisenhut, hergestellt. Die typischen Beschwerden, bei denen *Aconitum* angezeigt ist, ähneln damit in gewisser Weise den Vergiftungssymptomen.
Besonders typisch für den Einsatz von *Aconitum* ist, dass die Beschwerden einerseits durch einen großen Schreck hervorgerufen werden, sehr intensiv sind und mit großer Unruhe, qualvoller Angst bis zur Panik und geradezu Todesangst einhergehen.
Aconitum wird so z. B. eingesetzt bei Ängsten, Furcht vor Erdbeben, Unfällen, Herzkrankheiten, nächtlichem Aufschrecken in Panik, aber auch bei Infekten mit hohem Fieber und plötzlichem Beginn.

Argentum nitricum

Argentum nitricum, hergestellt aus Silbernitrat, wird einerseits als akutes Mittel bei Lampenfieber, das bis hin zum Durchfall führt, eingesetzt, außerdem bei Heiserkeit z. B. von Sängern. In anderen akuten Fällen können splitterartige

Schmerzen und Verschlechterung durch Hitze auf *Argentum nitricum* hinweisen.
In chronischen Fällen ist *Argentum* angezeigt bei Menschen, die typischerweise sehr in Eile sind, die sehr impulsiv sind, deren Beschwerden sich durch Hitze verschlechtern, und die nach Süßem und Salzigem verlangen, obwohl sie Süßes nicht gut vertragen.

Gelsemium sempervirens

Gelsemium sempervirens ist der Wilde Jasmin. Das Mittel wird in akuten Fällen vor allem dann verordnet, wenn Schwäche, Schwere, Zittern und Benommenheit im Vordergrund stehen – so wie beim Lampenfieber. Man ist wie gelähmt durch Angst. *Gelsemium* wird aber auch eingesetzt, wenn Beschwerden nach einer schlechten Nachricht auftreten, die dazu führen, dass man sich schwach und wie gelähmt fühlt. Ein weiterer auffälliger Hinweis ist die typische Durstlosigkeit.

Kalium phosphoricum

Kalium phosphoricum ist ein Mineralsalz, das auch als Schüßler-Salz Nr. 5 in Form von Milchzuckertabletten eingesetzt wird. *Kalium phosphoricum*

(Kaliumphosphat) hat einen besonderen Bezug zu Nerven und Muskeln, da es an der Reizweiterleitung von Nerv zu Muskel wie auch an der Energiegewinnung in der Zelle selbst beteiligt ist. Das Mineralsalz wird entsprechend auch als Nährsalz für das Muskel- und Nervengewebe bezeichnet, als Nervensalz, das stärkend auf Nerven und Psyche wirkt.

Strophantus hispidus

Strophantus hispidus ist eine Heilpflanze mit herzwirksamen Inhaltsstoffen. Auch das homöopathische Mittel wird eingesetzt, wenn Herzbeschwerden im Vordergrund stehen.

Matthias Wischner: Materia medica für Anfänger – 42 wichtige homöopathische Arzneimittel. KVC Verlag, Essen 2005

Lernstrategien

Durch gute Lernstrategien lässt sich Zeitdruck vermeiden und dadurch Angst verringern. Sie ermöglichen zudem eine effektive Prüfungsvorbereitung. Die folgende Übersicht nennt abschließend bewährte Lernstrategien.

Die wichtigsten Lernstrategien:

- Fangen Sie rechtzeitig an zu lernen.
- Lernen Sie zielgerichtet, d. h. machen Sie sich noch einmal genau die Anforderungen für die Prüfung klar, holen Sie Informationen über die Prüfungssituation und den Prüfer ein.
- Nutzen Sie evtl. ein professionelles Lerntraining oder -coaching.
- Bleiben Sie realistisch, was die Ansprüche an sich selber angeht. Wer sehr gute Leistungen erzielen will, muss sehr gut vorbereitet sein.
- Sehen Sie Ihre Prüfungsangst auch einmal positiv: Ihr Körper bereitet sich auf eine Hochleistung vor.
- Machen Sie sich noch einmal die negativen Konsequenzen klar, wenn Sie die Prüfung nicht oder schlechter als erwartet bestehen. In der Regel sind die Folgen nicht so dramatisch, wie man sich zuvor einredet.
- Lernen Sie Bewältigungsstrategien bei akuten Angstzuständen. Hier hilft vor allem das Neurolinguistische Programmieren (s. o.), bei dem man sich „Mutmacher“ schafft, z. B. durch mutmachende Sätze („Ich kann zeigen, was ich kann“), Glücksbringer etc.

- Trainieren Sie die Prüfungs- oder Klausursituation. Probeklausuren, ähnliche Übungssituationen zuhause, das Durchspielen einer Prüfung, eines Referates etc. führen zu einem Gewöhnungseffekt, durch den die reale Prüfungssituation an Angst verliert. Zudem kann man möglichen Stressoren der aktuellen Situation (Umgang mit Technik, Überlänge des Vortrages etc.) vorbeugen.
- Bedenken Sie Ihre innere Einstellung. Gelingt es Ihnen, die Prüfung als Möglichkeit, die eigenen Kenntnisse darzustellen oder als Herausforderung zu sehen?
- Persönliche Affirmationen helfen auch in der akuten Stresssituation mit *Blackout* („Ich kann die Prüfung trotz meiner Angst bestehen").

(Quelle: Kiefer et al. 2006)

Nachbemerkung

Liebe Leserin, lieber Leser! Vermutlich haben Sie sich diesen Band gekauft, weil eine Prüfung bevorstand. Ich hoffe sehr, dass die Lektüre Ihnen gezeigt hat: Sie sind den anstrengenden Vorbereitungsphasen und schlaflosen Nächten nicht ganz ohnmächtig ausgeliefert. Es gibt vieles, was Sie tun können, um die Angst zu reduzieren. Probieren Sie verschiedene Strategien aus und beobachten Sie, was bei Ihnen ganz speziell besonders gut anschlägt. In diesem Sinne: Viel Erfolg! Und bedenken Sie: Es ist letztendlich *nur* ein Prüfung.

Wissenschaftliche Literatur (Auswahl)

Baker DG, et al.: The effects of homeopathic Argentum nitricum on test anxiety, Complement Ther Med. 2003; 11 (2): 65-71.

Coelho HF, Canter PH, Ernst E: The effectiveness of hypnosis for the treatment of anxiety, A systematic review. Prim Care Comm Psych. 2007; 12 (2): 49–63.

Ernst E: Herbal remedies for anxiety, A systematic review of controlled clinical trials. Phytomed. 2006; 13 (3): 205–208.

Gastpar M, Klimm HD: Treatment of anxiety, tension and restlessness states with Kava special extract WL 1490 in general practice: a randomized placebo-controlled double-blind multicenter trial. Phytomed 2003; 10 (8): 631–639.

Jacobs BP, et al.: An Internet-based randomized, placebo-controlled trial of Kava and Valerian for anxiety and insomnia. Medicine. 2005; 84: 197–207.

Kabat-Zinn J, et al.: Effectiveness of a meditation-based stress reduction program in the treatment of anxiety disorders, Am J Psych. 1992; 149 (7): 936–943.

Kanji N, Ernst E: Autogenic training to reduce anxiety in nursing students, Randomized controlled trial. J Adv Nurs. 2006; 53 (6): 729–735.

Kennedy DO, et al.:Acute anxiolytic effects of a refined Valeriana officinalis extract in healthy humans, Z Phytother. 2008; 29 (Suppl 1, Kongressband): S11.

Khalsa SB, et al.: Yoga ameliorates performance anxiety and mood disturbance in young professional musicians, Appl Psychophysiol Biofeedback. 2009; 34 (4): 279–289.

Krisanaprakornkit T, et al.: Meditation therapy for anxiety disorders (Review), Cochrane Library. 2006; 3: 1–20.

Pilkington K, et al.: Homeopathy for anxiety and anxiety disorders: a systematic review of the research. Homeopathy. 2006; 95 (3): 151–162.

Pilkington K, et al.: Acupuncture for anxiety and anxiety disorders, A systematic literature review. Acupunct Med. 2007; 25: 1–10.

Smith C, et al.: A randomised comparative trial of yoga and relaxation to reduce stress and anxiety. Complement Ther Med. 2007; 15 (2): 77–83.

Subramanya P, Telles S: Effect of two yoga-based relaxation techniques on memory scores and state anxiety. BioPsychoSocial Med. 2009; 3: 8.

Tsai JCh, et al.: The beneficial effects of Tai Chi Chuan on blood pressure and lipid profile and anxiety status in a randomized controlled trial, J Altern Complement Med 9. 2003; 5: 747–754.

Walach H, Rilling C, Engelke U: Efficacy of Bach-flower remedies in test anxiety, A double-blind, placebo-controlled, randomized trial with partial crossover. Anxiety Disorders. 2001; 15: 359–366.

Woelk H, Schläfke S: A multi-center, double-blind, randomised study of the Lavender oil preparation Silexan in comparison to Lorazepam for generalized anxiety disorder. Phytomedicine. 2010; 17 (2): 94–99.

Weitere Quellen

Bauer G, et al.: Komplementärmedizin. Beratungsempfehlungen für die Selbstmedikation. Deutscher Apotheker Verlag, Stuttgart 2009.

Dobos G: Die Kräfte der Selbstheilung aktivieren. Mein erfolgreiches Therapiekonzept bei chronischen Erkrankungen. Zabert Sandmann, München 2008.

Kiefer I, Skof S, Schwarz W: Fit im Kopf für Kinder und Jugendliche. Kneipp-Verlag, Leoben 2006.

Koch M: Mein Gesundheitsbuch, dtv, München 2004,

Paul A, Michalsen A (Hrsg.): Natürlich herzgesund. KVC, Essen 2008

Schilcher H, Kammerer S: Leitfaden Phytotherapie, Urban und Fischer, München, 2000

v. Scheurl-Defersdorf M: Lernschwierigkeiten. Was läuft in unseren Schulen falsch. Natur und Heilen. 2000; 9: 36–43.

Vardai K: Behandlung verschiedener Erkrankungen von Schulkindern. Naturheilpraxis. 2004; 12.

Wiesenauer M, Kerckhoff A: Homöopathie für die ganze Familie, 9. bearbeitete Auflage. Hirzel, Stuttgart 2008.

Die Autorin

Annette Kerckhoff, Heilpraktikerin mit MSc für integrative Gesundheitsförderung, ist seit 1989 als Fachjournalistin für Komplementärmedizin tätig. Sie hat zahlreiche Ratgeber und Patienteninformationen geschrieben.
Die laienverständliche Darstellung von medizinischem Fachwissen und die Vermittlung von Selbsthilfemaßnahmen als Ergänzung zur ärztlichen Therapie sind ihre beruflichen Schwerpunkte. Annette Kerckhoff arbeitet hauptberuflich für Natur und Medizin, die Fördergemeinschaft der Carstens-Stiftung.

Die Buchreihe *Was tun bei ...* im KVC Verlag

A. Kerckhoff, S. Kruse (2004)
Mittelohrentzündung

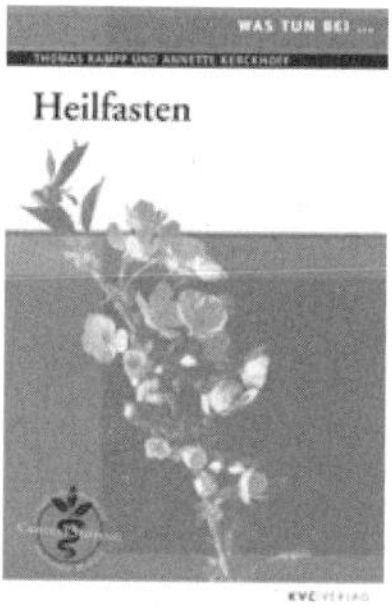

A. Kerckhoff (2004)
Nasennebenhöhlenentzündung

A. Kerckhoff (2005)
Heuschnupfen

A. Kerckhoff, A. Michalsen (2005)
Raucherentwöhnung

A. Kerckhoff, J. Wilkens (2006)
Schlaganfall – Vorbeugung und Nachbehandlung

A. Kerckhoff, J. Wilkens (2006)
Wundheilung nach Operationen

A. Kerckhoff, S. v. Frankenberg (2007)
Kopfschmerzen von Kindern

J. Langhorst, A. Kerckhoff (2. Aufl. 2010)
Colitis ulcerosa und Morbus Crohn – Naturheilkunde und Integrative Medizin

T. Rampp, A. Kerckhoff (2010)
Heilfasten

B. Schüler (2008)
Selbsthilfe bei Trockenen Augen

G. Spahn, A. Kerckhoff (2007)
Nebenwirkungen einer Krebstherapie

J. Wilkens, A. Kerckhoff (2009)
Parkinson – Selbsthilfe und Komplementärmedizin